PALUDISME ET CHIRURGIE

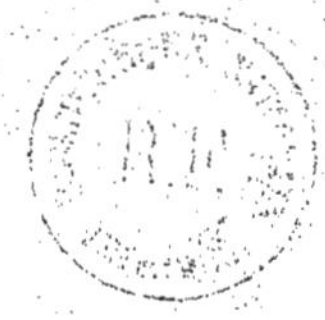

PAR

Le Dr Henri VANDENBOSSCHE

Elève de l'Ecole du Service de Santé Militaire.

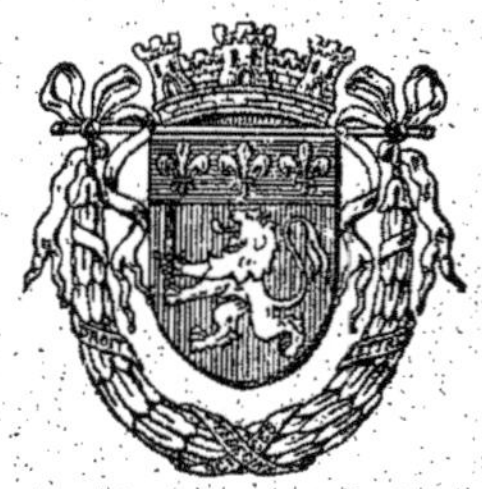

LYON

A. REY, IMPRIMEUR-ÉDITEUR DE L'UNIVERSITÉ

4 RUE GENTIL, 4

1917

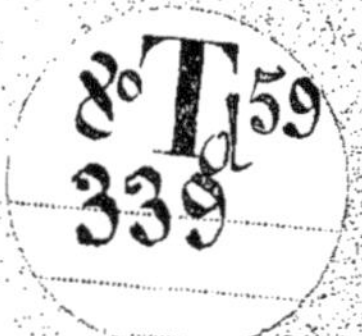

PALUDISME ET CHIRURGIE

PALUDISME ET CHIRURGIE

PAR

Le Dr Henri VANDENBOSSCHE

Elève de l'Ecole du Service de Santé Militaire.

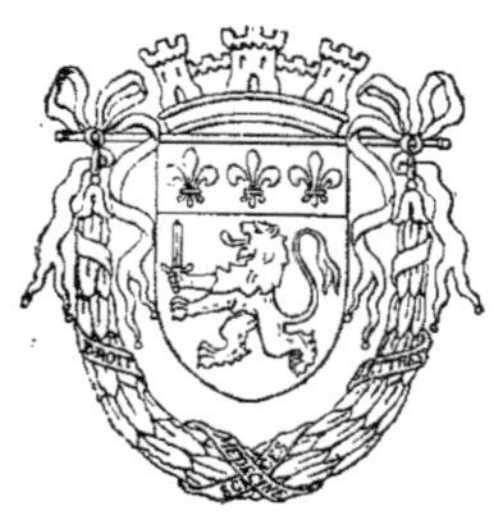

LYON

A. REY, IMPRIMEUR-ÉDITEUR DE L'UNIVERSITÉ
4 RUE GENTIL, 4

1917

A LA MÉMOIRE

DE MON PÈRE ET DE MA MÈRE

A MES FRÈRES

> Auxquels je dois toute ma vie, tout
> mon avenir, je dédie ce travail en gage
> de ma reconnaissance infinie et de ma
> profonde affection.

A TOUS LES MIENS

A Monsieur le Docteur LEREMBOURE

Il m'inspira ces pages et me guida
dans leur relation. Qu'il accepte ici
l'hommage de ma très sincère et recon-
naissante amitié.

A Monsieur le Docteur WEILL

Professeur à la Faculté de Médecine de Lyon,
Médecin des Hôpitaux,
Chevalier de la Légion d'honneur.

Qu'il accepte l'hommage de mon pro-
fond respect et de ma reconnaissance
pour l'honneur qu'il nous a fait de pré-
sider cette thèse.

A MES MAITRES CIVILS ET MILITAIRES

A MES CAMARADES

Morts pour la Patrie

AVANT-PROPOS

Ces quelques pages écrites dans des temps troublés et au milieu de circonstances particulièrement difficiles, ne visent à d'autre prétention que de résumer une faible part de l'expérience acquise pendant cette campagne d'Orient, fertile en enseignements.

Eu égard au milieu dans lequel nous écrivîmes, que l'on nous pardonne aussi la bibliographie forcément très incomplète.

M. le Dr LEREMBOURE m'a inspiré le sujet de ce travail et pour sa relation m'a guidé et aidé de son expérience. Puisse la dédicace que je lui en fais lui être un témoignage de la reconnaissance que je lui dois et de la très respectueuse amitié que je lui porte.

Que M. le Dr CAILLÉ me permette de le remercier pour l'amabilité avec laquelle il m'a communiqué le résultat de ses observations.

A MM. les Drs PAISSEAU et LEMAIRE, à M. le Dr GARIN, qui fut pour nous un chef et un ami, je dois de la reconnaissance pour l'emprunt qu'ils m'ont permis de faire à leurs travaux.

PALUDISME ET CHIRURGIE

PRÉAMBULE

Les travaux de Laveran, de Kelsch et Kiener, de Grall et Marchoux ont bien mis en lumière l'influence des divers états pathologiques survenant chez les impaludés chroniques ou à l'occasion d'une première crise de paludisme. Parmi ceux-ci, les divers accidents d'ordre chirurgical, les blessures de guerre notamment, ont été cités comme entraînant souvent une crise chez des sujets antérieurement impaludés et classés comme tels. Autant que nous en puissions savoir, à cette notion, bien admise aujourd'hui, se bornait l'étude des relations de la chirurgie, la chirurgie de guerre en particulier, avec le paludisme.

La campagne d'Orient en permettant la pratique intensive de la chirurgie dans une armée combattante, dont la grosse majorité des individus avait subi l'atteinte de l'hématozoaire, a permis de noter un certain nombre de faits dont l'étude peut être divisée en trois chapitres.

Et c'est ainsi que nous étudierons :

I. — L'influence des blessures de guerre et de

l'acte opératoire lui-même sur l'évolution du paludisme.

II. — L'évolution des plaies de guerre chez les impaludés et les complications dont l'apparition est imputable à la présence d'hématozoaires dans le sang, que le sujet ait ou non présenté des manifestations antérieures de paludisme.

III. — Les manifestations du paludisme dont le traitement d'urgence relève du chirurgien.

CHAPITRE PREMIER

INFLUENCE DES BLESSURES DE GUERRE

ET DE L'ACTE OPÉRATOIRE LUI-MÊME

SUR L'ÉVOLUTION DU PALUDISMF

Il est d'une notion courante et maintes fois vérifiée qu'une blessure, même légère, provoque souvent chez un impaludé le déclanchement d'une crise de paludisme. L'accès survient le deuxième ou le troisième jour de la blessure, et son intensité est, la plupart du temps, comparable aux crises antérieures présentées par le malade. Rarement observés furent les accès pernicieux. De plus, quelle que soit la nature de la blsssure, nous n'avons jamais constaté de rapport entre la plus ou moins grande gravité du traumatisme et l'apparition de la crise. Les blessures graves ne déclanchent pas plus certainement, ni plus fréquemment l'accès palustre qu'une blessure légère. Bien au contraire, on a souvent vu une fracture compliquée de cuisse avec gros délabrement ne pas entraîner d'accès chez un paludéen, alors qu'un séton bénin en déclanche un violent. Les deux observations suivantes sont des exemples de ce fait un peu paradoxal :

Observation I

Milan V. ., soldat serbe, 12ᵉ d'infanterie.

Entré le 27 août 1916 pour éclatement de la tête humé-
rale par éclat d'obus, et début de gangrène gazeuse. Le
malade dit avoir présenté antérieurement plusieurs crises
de paludisme. A été traité par des injections de quinine.

Dès l'arrivée, résection de l'épaule avec large drainage.
Suites normales.

Evacué le 6 septembre sans avoir présenté de crises de
paludisme.

Observation II

Milan P..., soldat serbe.

Entré le 18 août 1916 pour fracture du fémur gauche par
éclat d'obus. Fracture en biseau sans grands délabrements
musculaires.

Le malade a présenté deux crises de paludisme avant la
blessure.

Dès son entrée, débridement, encerclement des frag-
ments par un fil de bronze. Large drainage.

Le malade est évacué sur Base navale, le 22 août, en très
bon état et sans avoir présenté d'accès paludéen à la suite
de sa blessure.

L'acte opératoire, comme la blessure de guerre, a,
pour le paludéen, ce même effet de déclanchement de
la crise.

Des interventions même légères provoquent un
accès brutal, soit chez des paludéens avérés, soit
même chez des gens dans les antécédents pathologiques desquels il était impossible de déceler le
moindre symptôme de paludisme antérieur. Comme
chez les blessés de guerre, la crise se déclanche de

un à cinq jours après l'opération. Les observations suivantes nous montrent de ces cas :

Observation I

Léon P..., 2ᵉ classe, 13ᵉ chasseurs d'Afrique, dix-huit ans.

Hernie musculaire du quadriceps à la suite de blessure ancienne, gênant la marche.

Entré le 28 mai 1916. Opéré le 31. Greffe d'une portion du *fascia lata* prélevée sur la cuisse saine. Suture du greffon au pourtour de la perte de substance du *fascia lata* blessé.

Le malade n'a jamais présenté de crises antérieures de paludisme. Le 2 juin, la température s'élève brusquement à 39°8 le matin et 36°4 le soir. A nouveau, 40°6 le lendemain matin. Injections de quinine et tout rentre dans l'ordre. Le 8 juin, les fils sont enlevés. Guérison par première intention.

Observation II

Joseph A..., 2ᵉ classe, 148ᵉ d'infanterie, trente-deux ans.

Entré à l'hôpital le 17 juillet 1915 pour une grosse hernie inguinale douloureuse droite.

N'a jamais présenté d'accès palustres depuis son arrivée en Orient, il y a quatre mois.

Opéré le 25 juillet. Cure radicale. Suites opératoires normales. Le 28 juillet au matin, ascension thermique à 40 degrés et tableau classique de l'accès palustre. État local excellent. Deux jours après, température normale. A reçu le premier jour deux injections de quinoforme. A pris 1 gramme de quinine *pro die* les jours suivants.

Le 1ᵉʳ août, les agrafes sont enlevées. Guérison par première intention. Évacué le 13 août.

OBSERVATION III

Miloch K..., soldat serbe.

Entré le 3 juin 1916 pour une fistule de la cuisse gauche, au niveau d'une ancienne blessure. N'a jamais présenté de crises paludéennes. Le 14 juin, trépanation du fémur et extraction d'un séquestre. Le 16 juin au matin, température : 39°5. Le pansement est défait, rien d'anormal. Injections de quinoforme. La température tombe. Evacué le 30 juin, en très bon état.

OBSERVATION IV

Georges F..., caporal, 1er colonial, vingt-trois ans.

Blessé le 10 août au soir. Entré le 11 au matin.

Plaie par éclat d'obus de la jambe droite. Petit éclat intra-musculaire n'ayant provoqué aucune lésion sérieuse. Pas de température. Avait présenté antérieurement des crises de paludisme.

Le 19, extraction de l'éclat, sous anesthésie générale.

Le 21, accès palustre classique. Injections de quinine. Suites très normales jusqu'à la guérison.

OBSERVATION V

Henri E..., 2e classe, 4e génie, vingt-sept ans.

Entré le 14 juin 1916 pour une seconde crise d'appendicite. Rentre sans fièvre, avec point de Mac-Burney très net et quelques vomissements. Le 19, appendicectomie très simple. Le 24, crise de paludisme, alors que le malade n'en avait jamais présenté auparavant. Suites normales, sans autre accès. Guérison.

L'acte opératoire a, sur le déclanchement de l'accès palustre, un effet plus net et plus constant encore quand l'opération a nécessité l'anesthésie générale et

ce facteur apparait comme un élément de haute importance dans l'apparition de la crise, tellement que parfois lui seul suffit à produire la crise.

La nocivité de l'anesthésie ne se borne pas à ce
méfait et dans les cas que nous allons signaler il faut,
presque exclusivement, tourner l'acte d'accusation
contre l'anesthésie par le chloroforme.

On sait quelle importance a le foie dans la pathologie du paludisme, combien, dans cette affection, son
rôle physiologique même le prédispose à une atteinte
rapide, constante et plus ou moins profonde. On con-
naît, d'autre part, la toxicité du chloroforme sur le
foie et spécialement son action néfaste sur la cellule
hépatique. M. le professeur Gley, dans une récente
communication à l'Académie de Médecine, en a montré
tous les dangers, s'appuyant encore sur une bibliographie très documentée.

De là, sans aucun doute, la fréquence de l'ictère
post–chloroformique chez les impaludés. La cellule
hépatique déjà malade, en état de moindre résistance,
succombe sous un toxique surajouté, et des signes
d'insuffisance hépatique apparaissent, plus ou moins
graves, selon les individus, selon l'état du foie, qui a
pu subir des altérations antérieures à l'invasion
palustre.

Les observations en sont fréquentes de ces ictères
post-chloroformiques chez les paludéens et, sans que
nous ayons pu en reconstruire l'histoire clinique complète, un des nôtres nous rapportait le cas d'un paludéen ayant succombé à une insuffisance hépatique
déclanchée par une anesthésie chloroformique.

De ces faits, on peut tirer une conclusion intéressante pour les chirurgiens opérant dans le foyer de paludisme qu'est la Macédoine.

Considérant comme suspect de paludisme tout homme appartenant à l'armée d'Orient, il doit être, *a priori*, traité comme ayant un foie particulièrement susceptible, c'est-à-dire qu'il faut lui éviter tout toxique hépatique, et lorsque, pour une raison ou pour une autre, une anesthésie est nécessaire, délaisser autant que possible le chloroforme au profit de l'éther.

Le paludisme latent.

Jusqu'à présent, il n'a été question que de l'influence des blessures de guerre, du traumatisme et de l'acte opératoire sur le paludisme, et nous avons vu avec quelle fréquence ces différents facteurs provoquaient la reviviscence d'un passé palustre plus ou moins lointain, dans tous les cas, indubitable et retrouvé dans les anamnestiques.

Des observations ont encore très souvent permis de constater le fait suivant : un blessé ou un opéré arrive auprès du chirurgien ; on ne décèle à l'interrogatoire le plus serré et le plus précis aucune certitude, non plus qu'aucune suspicion de paludisme dans les antécédents. L'esprit prévenu pourtant contre cette affection « protée », on n'arrive pas, malgré une enquête très minutieuse, à découvrir dans l'histoire du malade le plus petit fait, le moindre des symptômes qui permette, en conscience, de lui accoler l'étiquette de paludéen, encore que, depuis de longs mois, il habite dans des régions où l'hématozoaire règne en maître et où, aussi, les conditions de prophylaxie sont, sinon impossibles à réaliser, du moins très illusoires par ce fait que les exigences militaires n'en permettent pas toute la rigueur. Pourtant, de deux à cinq jours après la blessure ou l'acte opératoire, le thermomètre inscrit brusquement une courbe classique d'accès palustre, avec tous les symptômes adjacents, et les observations de ce genre sont tellement nombreuses que si l'on peut admettre pour quelques-uns de ces malades la coïncidence d'une inoculation d'hématozoaires antérieure de quelques jours à la blessure ou à l'acte opératoire, on ne peut l'invoquer pour tous et l'on est ainsi conduit à déduire que chez beaucoup de ces malades l'hématozoaire s'est développé dans l'organisme sans entraîner de signes cliniques, jusqu'au jour où un traumatisme, même léger, créant un état de moindre résistance, a déclanché l'accès typique. Et c'est par l'observation de ces impaludés sans crises, dont l'affection ne s'est dévoilée par aucun signe clinique, que l'on fut amené à admettre, par conséquent, l'existence d'un paludisme latent.

Cette notion d'un paludisme échappant à tout soupçon clinique est fort bien admise aujourd'hui. De très nombreuses observations, recueillies dans les diverses formations sanitaires de l'armée d'Orient, en font foi et les travaux de laboratoire l'ont expliquée.

Nous ne saurions mieux faire que d'emprunter au travail de M. le Dr Garin les lignes suivantes qui viennent remarquablement confirmer les faits cliniques observés dans nos salles de chirurgie.

« ... J'ai pu observer très souvent, d'autres l'ont fait comme moi (Gardère), que des gens qui présentent toutes les apparences de la santé ont néanmoins des parasites dans leur sang (des gamètes et, plus rarement, des schizontes), cela sans avoir jamais d'accès ni de manifestations palustres. C'est que, dans un pays tellement infesté de moustiques que la Macédoine, bien peu échappent à la contagion, tandis que beaucoup évitent la maladie.

« Pour quelles raisons, de deux individus infectés, l'un tombe-t-il malade, l'autre non ?

« Voyons donc ce qui se passe dans l'organisme de l'homme qui vient d'être inoculé par le moustique. Les parasites introduits dans le sang sont de petits corps microscopiques, allongés, qui portent le nom de sporozoïtes. Ces sporozoïtes ne tardent pas à pénétrer dans les globules rouges, où ils prennent un aspect plus ou moins arrondi (amibes ou schizontes), grossissent, se divisent, et le globule rouge où ils se sont développés éclate et les met en liberté. Les schizontes libérés pénètrent dans de nouveaux globules rouges, s'y multiplient, et ainsi de suite.

« La maladie n'apparaît que si leur nombre devient assez grand. Mais le plus souvent, cette multiplication des parasites s'arrête en chemin. L'organisme se défend contre les étrangers, le plasma sanguin acquiert plus ou moins vite la propriété de dissoudre les parasites (schizontolyse, Abrami). Cette propriété nouvelle du plasma sanguin s'acquiert spontanément, mais elle peut être renforcée par l'absorption quotidienne de quinine.

« Il se passe pour le paludisme quelque chose d'ana-
logue à ce qui se voit dans d'autres maladies infec-
tieuses, la pneumonie ou la fièvre typhoïde, par
exemple.

« Le sang des malades acquiert la propriété de détruire les microbes ennemis, de les dissoudre. C'est
ce phénomène qui est connu sous le nom d'immunité.
Un malade dont le sérum sanguin a acquis la propriété de détruire un microbe pathogène, guérit et
reste à l'abri d'une seconde atteinte de la maladie.
C'est là une immunisation véritable, complète, qui
débarrasse l'individu immunisé de tous les microbes
qui l'infectaient et le met à l'abri désormais contre
tout retour offensif du mal.

« Mais pour le paludisme il n'en est plus de même,
l'immunité reste incomplète. L'organisme se trouve
ici en présence d'un protozoaire et non plus d'une bac-
térie. Le protozoaire se défend à son tour contre
l'organisme immunisé. Le sérum a acquis la propriété
de dissoudre l'hématozoaire sous sa forme de schizonte :
alors celui-ci réagit et prend une autre forme plus
résistante, la forme de gamète. Jusqu'ici on croyait
que les gamètes étaient des formes sexuées, c'est le
mérite d'Abrami d'avoir montré que ce sont surtout
des formes de résistance.

« Ainsi l'organisme humain acquiert assez facilement
l'immunité contre la forme schizonte, il ne s'élève
jamais jusqu'à l'immunité complète et il reste toujours
impuissant contre la forme gamète. La quinine seule,
administrée longtemps, peut atteindre les gamètes,
mais n'arrive cependant jamais à en débarrasser

l'organisme complètement. Le plus souvent, certains éléments parasitaires échapperont à l'action toxique du médicament et le paludéen sera encore, pendant de longues années, sujet à des rechutes à longs intervalles.

« L'aptitude de l'organisme humain à acquérir l'immunité partielle varie d'un individu à l'autre. Chez les uns, le parasite se multiplie facilement et donne très vite un accès ou des accidents morbides équivalents. Et c'est seulement au cours de la maladie que l'immunité partielle s'établit, les schizontes disparaissent et on voit apparaître plus ou moins vite les gamètes. Le malade sera guéri en apparence, mais il aura pourtant des gamètes dans son sang. Chez d'autres individus, les plus nombreux, l'organisme réagit rapidement, la multiplication des schizontes devient vite impossible, le parasite prend la forme gamète sans que la maladie éclate.

« C'est ainsi que beaucoup d'individus, sains en apparence, présentent néanmoins des gamètes (plus rarement des schizontes) dans leur sang. L'immunité partielle s'est établie chez eux à bas bruit sans manifestations morbides.

« Mais cette immunité incomplète est fragile, elle peut céder très facilement sous des influences diverses. Ces influences, connues depuis longtemps sous le nom de causes secondes, nous allons les passer en revue maintenant. Leur action, plus ou moins mystérieuse jusqu'ici, s'éclaire d'un jour nouveau quand on sait l'existence d'individus sains, néanmoins porteurs de parasites. Sous l'influence de ces diverses causes, l'immunité incomplète, dont nous avons parlé, disparaît, et les gamètes donnent naissance à des schizontes... »

CHAPITRE II

ÉVOLUTION DES PLAIES DE GUERRE

CHEZ LES IMPALUDÉS
ET COMPLICATIONS QUE L'ON PEUT IMPUTER
A LA PRÉSENCE D'HÉMATOZOAIRES DANS LE SANG

La chirurgie de guerre du front d'Orient quoique étant, en beaucoup de points, superposable à la chirurgie du front français ne l'est pourtant pas d'une façon absolue, et c'est justement la fréquence, presque l'endémicité du paludisme dans cette région qui donne à l'évolution des plaies traumatiques ou opératoires une allure spéciale et dont l'explication complète n'est pas donnée encore.

Les hémorragies chez les paludéens.

Les hémorragies apparaissent comme des épisodes fréquents, presque banaux, dans le tableau clinique du paludisme. Tous les auteurs classiques en ont rapporté les formes et les circonstances les plus diverses.

Ces hémorragies furent, dès le début, fréquemment observées à l'armée d'Orient et les cas médicaux furent les premiers à attirer l'attention. et c'est leur connaissance qui révéla aux chirurgiens l'étiologie et le mécanisme de faits qu'ils constataient, et dont l'intérêt au premier abord ne leur était pas apparu.

Dans presque tous les hôpitaux de Salonique, on eut à observer chez des paludéens des phénomènes hémorragiques les plus divers et souvent très graves. C'étaient chez les uns des épistaxis dont des cas mortels furent signalés, des hémoptysies, des hématuries ; d'autres arrivaient couverts de pétéchies et de plaques ecchymotiques. Bref, tous ces paludéens présentaient un syndrome hémorragipare dont on peut dire que toutes les formes furent observées. Il est à noter que tous ces malades faisaient remonter leurs premiers accidents palustres à plusieurs mois déjà et jamais, à notre connaissance, on n'observa d'hémorragies chez les paludéens primaires.

Le sang de ces malades fut étudié au point de vue de la coagubilité. On n'employait pas le procédé de la goutte, dont les résultats ne sont pas assez démonstratifs. A l'aide d'une seringue de Luer, on prenait à une veine, au pli du coude, 2 centimètres cubes de sang que l'on versait dans un tube à essai et on étudiait alors la marche de la coagubilité, dans le moment de son apparition et dans la rétractilité du caillot.

Tous ces examens révélèrent des troubles nets de la coagubilité.

1º Il existait un retard notable qui, chez le même malade, sans qu'aucun trouble nouveau soit apparu, sans quoique que ce soit, puisse le faire prévoir, variait d'un jour à l'autre dans des proportions extraordinaires. 2 centimètres cubes du sang d'un malade

examiné tel jour, coagulant alors en quinze minutes,
par exemple, ne coagulait plus le lendemain qu'en
trois quarts d'heure, pour remonter le lendemain à
une coagulation normale en cinq minutes. Dans certains cas même, il est des coagulations qui ne se pro-
duisaient pas au bout de vingt-quatre ou quarante-huit
heures.

Bref, chez tous ces malades, deux faits se déga-
geaient de l'observation hématologique macrosco-
pique, d'abord un retard de la coagubilité, ensuite
sans raison apparente, son extrême variabilité d'un
jour à l'autre.

2° L'examen du caillot chez tous ces malades dont
le sang avait toujours été pris à jeun, pour que n'in-
terviennent pas des phénomènes dus à la digestion, a
montré également une rétractilité excessivement
variable chez le même malade, tantôt extrême, tantôt
presque nulle, laissant transsuder un sérum tantôt
absolument limpide, tantôt opalescent.

Ces constations d'ordre purement médical eurent,
comme nous le disions, leur répercussion en chirurgie
et permirent d'expliquer ces hémorragies « secon-
daires », pourrait-on dire, encore que ce terme soit
impropre, qui si souvent compliquèrent l'évolution des
plaies chez les paludéens.

Ces hémorragies furent très fréquemment observées
à l'hôpital temporaire n° 2, à Salonique, dans le service
de MM. Roux-Berger et Caillé, et c'est à l'obligeance
du D\ Caillé que nous devons les quatre observations
suivantes sur lesquelles peuvent se calquer toutes les
autres :

Observation I

Siméon P..., soldat serbe.

Dans les antécédents du blessé on relève un paludisme déjà ancien et très net.

Amputation de la jambe droite au tiers inférieur. Six heures après l'intervention, le pansement étant complètement imbibé de sang, le blessé est rapporté d'urgence sur la table d'opération. Le Dr Caillé, croyant qu'une artère donne, fait une vérification de la plaie. Mais rien autre n'apparaît qu'un saignement en nappe par tous les capillaires. On tamponne et on refait le pansement. Le lendemain, même nécessité et, pendant une dizaine de jours, ce fut des hémorragies en nappe qu'aucun moyen mécanique n'arrêtait.

On fit une prise de sang et on nota des troubles de la coagulation très marqués, avec de grandes variations dans le temps. Un jour même, le caillot ne se forma pas au bout de vingt-quatre heures.

Le caillot était très rétractile, tantôt pas du tout, et rien dans l'état du malade ne permettait de prévoir ou d'expliquer la variabilité des phénomènes.

On mit le malade à la quinine en solution à la dose de 1 gr. 50 par jour. Son évacuation sur Base navale ne permit pas sa complète observation.

Observation II

Médecin-major X...

Impaludé depuis dix mois environ.

Entre à l'hôpital pour une blessure de la jambe gauche, par éclat d'obus. On débride, on pratique l'extraction du projectile et on nettoie la plaie. Déjà à ce moment le sang répandu avait frappé, par son aspect de sang pour ainsi dire hémolysé et par sa teinte plus pâle que normalement.

Le soir même, le pansement étant complètement traversé,

on rapporte le blessé sur la table d'opération : sous anesthésie, la plaie est vérifiée à nouveau, mais on ne constate
qu'un saignement en nappe impossible à arrêter.

Pendant plusieurs jours encore, le malade fit ainsi de
petites hémorragies et présenta de plus une lenteur anor-
male de la cicatrisation, fait noté déjà très souvent par les
chirurgiens.

OBSERVATION III

Capitaine X...

Paludéen depuis plusieurs mois, avec crises peu fréquentes et peu intense, mais nettes.

Entre à l'hôpital pour hémorroïdes.

Opération : les paquets hémorroïdaires sont excisés et
l'hémostase minutieusement faite.

Malgré toutes les précautions, il se produisit pendant
plusieurs jours des suintements sanguins qui, plusieurs fois,
obligèrent le malade à repasser à la salle d'opérations.

OBSERVATION IV

Capitaine X...

Très fortement impaludé, présente des crises fréquentes
et très intenses qui nécessitent son hospitalisation. Au
cours de son séjour à l'hôpital apparaissent des hémorroïdes très saignantes que le malade n'avait jamais consta-
tées auparavant. Une intervention opératoire étant récla-
mée, on procède d'abord par prudence à l'étude de la coagulabilité du sang et on constate que le caillot ne se forme
qu'au bout de quinze minutes. Aussi décide-t-on de sur-
seoir à l'opération.

Ce chapitre fort intéressant des hémorragies chez
les paludéens n'est pas clos encore : l'étude en com-
mence seulement et de ces troubles de la coagulabilité
qui furent les premiers à frapper les observateurs, on

n'en a pas dégagé les lois. Ce que l'on peut dire aujourd'hui, c'est que d'abord ces troubles ne sont pas en rapport avec la fièvre, puisque de nombreux malades les présentant furent observés, dont le dernier accès remontait à plusieurs mois et que, d'autre part, l'apparition brusque d'un accès palustre n'apporte aucune modification nouvelle à ces troubles de coagulation qui persistent dans leur anomalie et leur variabilité.

En conclusion, il ne faut jamais se fier aux manifestations fébriles et, chez le paludéen, aussi loin qu'il fasse remonter ses derniers accidents, ne pratiquer d'intervention opératoire que très prudemment, le considérer comme un hémophile et, très minutieusement, avant toute chose, étudier la coagulabilité de son sang.

Pour terminer ce chapitre de l'évolution des plaies de guerre et opératoires chez le paludéen, il nous paraît bon de signaler, sinon une complication directe du paludisme dans le domaine chirurgical, du moins l'un des méfaits de cette maladie.

L'apparition de crises de paludisme chez un blessé fausse, si l'on peut dire, le tableau clinique qu'on est accoutumé d'observer par le fait même de la blessure ou de ses complications.

En effet, la courbe thermique de l'accès palustre

n'a pas toujours les caractères classiques que l'on est accoutumé de lui voir, d'où l'erreur fréquente que l'on commet en mettant sur le compte d'une rétention de pus une ascension de thermomètre qui n'est que la manifestation d'une crise paludéenne. C'est ainsi que très souvent le chirurgien le plus averti est conduit, par erreur, à un débridement inutile.

Les observations suivantes, avec des cas où la confusion fut commise, nous montrent des blessés, à l'interrogatoire minutieux desquels le paludisme fut en vain recherché et qui pourtant dans les deux à cinq jours qui suivirent la blessure firent des accès fébriles que, pour les cas douteux, le laboratoire déclara nettement palustres.

Observation I

Louis C..., 2ᵉ classe, 1ʳᵉ compagnie mitrailleurs, 174ᵉ brigade, vingt-huit ans.

Entré le 28 juin 1916 pour contusions multiples sans plaies par éclats d'obus. N'a jamais présenté d'accidents palustres. Le 1ᵉʳ juillet, accès de paludisme net : injections de quinine; ne présenta qu'un seul accès jusqu'au jour de son évacuation, le 12 juillet.

Observation II

Alexandre C..., 2ᵉ classe, 2ᵉ *bis* de zouaves.

Blessé le 20 août 1916. Entré le lendemain.

Plaie transfixiante du bras droit par balle sans lésion osseuse, vasculaire, ni nerveuse. On ne décèle pas d'antécédents palustres. Fait un accès le 17 septembre.

Evacué le 24 septembre.

OBSERVATION III

Emile G..., brigadier, 1er génie, vint-six ans.

Chute de cheval le 4 juillet. Fracture de la clavicule gauche.

Entré le 5. Pas de paludisme antérieur. Le 9 au matin : température, 41 degrés; injections de quinoforme. Le 11 : température, 37°6 le matin et 36°2 le soir. Injections de quinoforme les jours suivants. Plus d'accès jusqu'à son évacuation, le 21 juillet.

OBSERVATION IV

Louis C..., 1re classe, 2e *bis* de zouaves.

Blessé le 18 août 1916. Entré le 20 août 1916.

Plaie en séton du thorax. Pas de paludisme antérieur.

Le 24, accès de fièvre traité par des injections de quinine.

Nouvel accès le 9 septembre à forme grave, nécessitant des injections intraveineuse de quinine.

Evacué en bon état le 20.

OBSERVATION V

Vitomir D..., Serbe, vingt-huit ans.

Entré le 3 septembre 1916 avec :

1° Plaie de la région malléolaire externe droite sans lésions profondes;

2° Plaie superficielle du tendon d'Achille gauche.

Pas de paludisme dans les antécédents.

Le 9, accès palustre traité par des injections de quinine.

Pas de nouvel accès jusqu'à la sortie par guérison le 18.

OBSERVATION VI

Givoïn V..., serbe, trente-deux ans.

Brûlure au deuxième degré de la région abdominale et de la surface de la paume de la main.

N'a jamais présenté de crises de paludisme.

Entré le 3 août. Le 6 août, accès paludéen (39°3). Injections de quinine les jours suivants.

Le 18, second accès. Sort guéri le 11 septembre.

OBSERVATION VII

Vladimir J..., Serbe, vingt-cinq ans.

Plaie de la cuisse gauche, des parties molles sans grands délabrements par éclats d'obus. Pas de paludisme antérieur.

Blessé le 22 août. Entré le 25 août.

Le 31, accès de paludisme avec 40 degrés. Etat local excellent. Fièvre tombe sous l'influence des injections de quinine. Evacué en bon état le 13 septembre.

OBSERVATION VIII

Jean L..., sergent, 54ᵉ colonial, vingt-quatre ans.

Entré le 18 août pour plaie transfixiante de la jambe gauche par balle, de pronostic bénin.

Pas de paludisme antérieur. Le 20 août, température, 39 degrés sans que rien, dans l'état local, ne le justifie. Injections de quinine-uréthane et tout rendre dans l'ordre. Six jours après, nouvel accès qui persiste trois jours avec 40 degrés le matin et 36 degrés le soir, traité par des injections de quinine.

OBSERVATION IX

Louis G..., 2ᵉ classe, 1ᵉʳ colonial, quarante ans.

Entré le 28 juillet pour un petit abcès du dos de la main gauche, causé par une écharde de bois.

Pas de paludisme antérieur. Le 1ᵉʳ août, accès palustre avec 40 degrés. Injections de quinoforme.

Température normale le lendemain. Evacué le 11 août.

OBSERVATION X

Louis L..., 2ᵉ classe, 1ᵉʳ colonial.

Entré le 11 août 1916. Plaies multiples par éclats d'obus. Plaie du sommet du rein droit et du bord postéro-inférieur du foie et vaste déchirure du diaphragme. Opéré dès l'arrivée.

a) Suture de la plaie rénale.

b) Suture du diaphragme.

c) Tamponnement de la plaie hépatique.

d) Drainage et excision des débris musculaires au niveau d'une plaie profonde de la fesse droite.

Extraction des projectiles. — Pas de température les trois jours suivants Le quatrième jour au matin, température 39°4.

L'examen du sang révèle la présence d'hématozoaires.

Injections de quinine.

Evacué en bon état le 23 août.

OBSERVATION XI

Léon R..., caporal, 244ᵉ d'infanterie, trente et un ans.

Blessé le 25 juin. Entré le 27 juin.

Séton par balle de la région du genou sans lésion de l'articulation.

Pas de paludisme antérieur.

Pas de fièvre les trois premiers jours. Le quatrième jour au matin, température 39°8. Etat local excellent. Injections de quinoforme. Le lendemain, la température ne dépasse pas 36°6.

Evacué le 19 juillet.

OBSERVATION XII

Pierre C..., 2ᵉ classe, 54ᵉ colonial, vingt-huit ans.

Entré le 31 juillet 1916 pour brûlures du deuxième degré peu étendues du pied droit (soupe bouillante).

Pas de paludisme antérieur. Le 4 août, violente céphalée : température 40°4. Le 5 août, prise de sang. Examen du sang positif. Deux injections de quinoforme le premier jour, puis 1 gramme de quinine, *per os*, les jours suivants. Evacué sur Base navale le 4 septembre, n'ayant présenté qu'une seule crise de paludisme.

OBSERVATION XIII

Michel C..., 1re classe, 4e zouaves, vingt et un ans.
Blessé le 30 juin. Entré le même jour.
Pas de paludisme antérieur.
Blessures superficielles de la région prérotulienne par fil de fer barbelé. Le 3 juillet, état local excellent. Le soir ascension thermique brusque à 39°3. Injections de quinoforme répétées les jours suivants. La température était d'ailleurs revenue normale dès la première injection. Le malade présentant un léger gonflement de la région prérotulienne, on a pu croire à une inflammation de la bourse séreuse correspondante. Aussi le lendemain de l'ascension thermique une incision fut pratiquée. Elle demontra l'inexistence d'un abcès. Il s'agissait bien de paludisme, ce qu'un examen de sang démontra. Evacué le 15 juillet.

Il est enfin une autre question qui entre en ligne de compte dans la relation du paludisme et de la chirurgie, question, elle, purement militaire.

Bien souvent, des soldats atteints d'une blessure légère seraient rapidement récupérables, que l'on se voit pourtant dans l'obligation d'évacuer sur la métropole en raison des accidents palustres que la blessure a déclanchés.

CHAPITRE III

MANIFESTATIONS DU PALUDISME

DONT LE TRAITEMENT RELÈVE DU CHIRURGIEN

1° Les gangrènes palustres.

Vers le milieu de l'été 1916, arrivèrent dans les hôpitaux de Salonique des malades portant sur leur fiche le diagnostic de « gelure des pieds ». Ce fait, paraissant plutôt paradoxal sous ce climat et à cette époque, attira l'attention des médecins d'autant mieux que, déjà, des cas de gangrènes des extrémités avaient été observés dont l'étiologie et la pathogénie étaient nettement connues.

Les troubles circulatoires périphériques dans le paludisme avaient été, d'autre part, très bien décrits par les auteurs classiques, et dans le livre de MM. Grall et Marchoux, on trouve une étude très détaillée de tous ces troubles vaso-moteurs qui vont de l'erythro-mélalgie jusqu'aux gangrènes graves.

Néanmoins, il appartient à MM. Paisseau et Lemaire, du Laboratoire de bactériologie de l'armée d'Orient, d'avoir démontré l'origine proprement artérielle de ces gangrènes palustres qui, jusqu'alors, avaient été classées dans le chapitre des accidents nerveux du paludisme, encore que Grall, en particulier, mette à l'origine de ces troubles nerveux des lésions d'artérite oblitérante des *vasa-nervorum*, ce qui ramène en somme la pathogénie de ces troubles circulatoires périphériques à des lésions de l'endartère elle-même.

MM. Paisseau et Lemaire, dans un travail du Laboratoire de bactériologie de l'armée d'Orient, rapportent deux cas de gangrène des extrémités dont nous résumerons les observations très détaillées, en y ajoutant la relation d'un troisième cas observé par M. le Dr Leremboure.

Observation I

Kosta J..., Serbe. Entré à l'hôpital temporaire n° 14, dans le service du Dr Aurioud, le 28 septembre 1916.

Le malade entre dans un subcoma fébrile durant depuis cinq jours et s'accompagnant de douleurs dans les membres inférieurs.

Rien dans les antécédents, sauf des manifestations palustres antérieures très probables.

A son entrée, le malade, prostré, complètement asthénique, présente à l'examen un foie et une rate hypertrophiés : un pouls à 90, petit et dépressible : température à 36 degrés.

Rien à l'examen du système nerveux. Au niveau du membre inférieur droit, sur tout le pied et le tiers inférieur de la jambe, on remarque une vaste plaque d'aspect purpurique, couleur lie de vin : il y a de l'œdème à ce niveau et la peau, froide au toucher, est insensible. Sur les parties symétriques de l'autre membre, on ne constate que de l'œdème.

Sous l'influence de la quinine-adrénaline en injections, le malade sort de sa torpeur le lendemain. Mais les phénomènes constatés au niveau des membres inférieurs s'accentuent et, à droite, on trouve tous les signes d'une gangrène véritable, tandis qu'à gauche, les phénomènes sont moins avancés.

Le 1er octobre, l'état s'aggrave et le malade meurt en algidité.

L'examen, pratiqué le 28 septembre, avait montré l'existence d'un parasitisme intense par le *Plasmodium Falciparum*.

La numération globulaire donne les resultats suivants :

Globules rouges . . . . : 2.500.000
Globules blancs 11.000
Résistance globulaire . . : . $\begin{cases} H^1 : 3,2 \\ H^2 : 2,5 \end{cases}$

Anisocytose nette avec augmentation du diamètre moyen. Pas de poïkylocytose nette. Pas de polychromatophilie.

Formule leucocytaire :

Polynucléaires neutrophiles. . . 5o pour 100
— éosinophiles. . . o —

Grands mononucléaires clairs : 4, dont 2 pour 100 d'azurophiles.
Moyens mononucléaires clairs : 3o, dont 2 pour 100 de grands lymphocytes.

Formes de transition ou métamyélocytes . . 4
Myélocytes granuleux 1
Leucocytes mélanifères. 2
Myélocytes orthobasophiles 2

Il existe 6 hématies nuclées pour 100 leucocytes. Beaucoup de moyens mononucléaires sont représentés par des formes jeunes.

Réaction de Wassermann : négative.

Anatomie pathologique. — L'examen anatomique du cadavre fut pratiquée une heure après la mort. Il porta sur les viscères thoraciques et abdominaux, la moelle osseuse et sur les vaisseaux des deux membres inférieurs.

L'artère poplitée au niveau de sa bifurcation et l'artère tibiale postérieure présentent des lésions d'endartérite visibles à l'œil nu. Elles sont néanmoins perméables dans toute leur longueur.

L'examen des viscères thoraciques les montrent sains. Par contre, tous les viscères abdominaux sont congestionnés et tous les vaisseaux de la cavité abdominale sont gorgés de sang.

La rate est augmentée de volume et présente à la coupe plusieurs infarctus hémorragiques. Les vaisseaux du pédicule sont congestionnés

Le foie est un peu hypertrophié et à la coupe rappelle l'aspect du foie cardiaque.

Le tube digestif est très congestionné, sans autres lésions.

Le pancréas présente à sa surface des foyers de stéatonécrose qu'on ne retrouve pas sur le mésentère environnant. A la coupe, le pancréas est congestionné, mais ne présente pas de véritable foyer hémorragique.

Les reins sont seulement congestionnés.

Les capsules surrénales sont également atteintes par le processus congestif.

La moelle, au niveau de la région juxta-épiphysaire supérieure du fémur, est semée d'îlots rougeâtres de reviviscence.

A l'examen histologique, on trouve l'hématozoaire dans des frottis de rate et de moelle osseuse, sous la forme de petits schizontes, mais surtout de corps en croissant très abondants dans la rate.

Histologiquement, la rate présente un double processus d'atrophie lymphoïde et de réaction macrophagique de la pulpe auquel s'adjoignent des signes d'inflammation chronique : endartérite, infiltration plasmatique légère, hyperplasie des cellules fixes. Cette endartérite, quelquefois oblitérante, entraîne alors la production d'infarctus.

La moelle osseuse est le siège d'une réaction larvaire et d'une inflammation du type subaigu.

Sur les surrénales, on note des lésions profondes des cellules glandulaires, mais aussi des vaisseaux nourriciers qui présentent de l'endo-périartérite et de l'endo-périphlébite avec thrombose. L'hémorragie et la nécrose sont des conséquences naturelles de ces lésions.

Le foie, présentant tous les caractères du foie palustre, est congestionné, avec quelques petites hémorragies sous-capillaires. Les capillaires sont infiltrés de leucocytes mélanifères. Les espaces de Kiernan présentent une légère hyperplasie conjonctive. Les cellules hépatiques sont le siège d'une légère dégénérescence granulo-graisseuse et granulo-pigmentaire, surtout dans la zone sus-hépatique. Les voies biliaires sont normales.

Le pancréas présente des lésions beaucoup plus profondes que le foie. Les vaisseaux sont tous très congestionnés, mais en aucun point de la glande on ne trouve d'hémorragie. Par contre, de nombreux lobules sont en stéatonécrose et, dans les coupes qui portent sur eux, on voit que la plupart des artérioles pancréatiques sont le siège d'un processus d'endartérite manifeste, endartérite qui va jusqu'à la thrombose complète, expliquant ainsi la nécrose des lobules adjacents.

Les reins sont très congestionnés dans la région du labyrinthe et sont le siège d'une glomérulo-néphrite subaiguë. La zone pyramidale semble normale.

L'artère tibiale postérieure est le siège, sur plusieurs centimètres de son trajet, d'un rétrécissement, qui ne va pas toutefois jusqu'à l'oblitération complète. Il ne s'agit que d'une lésion d'endartérite récente sans aucune trace de sclérose.dans les trois membranes.

OBSERVATION II

C..., tirailleur malgache, entré à l'hôpital temporaire n° 14, dans le Service du Dr Hernette, le 4 octobre 1916.

Robuste mulâtre d'une trentaine d'années. Paludisme antérieur probable.

Entre à l'hôpital en état de profonde prostation, entre-coupée de phases d'excitation avec un léger délire, surtout nocturne. Quelques troubles digestifs, quelques vomisse-ments sans caractères particuliers et sans diarrhée. Le malade se plaint et paraît souffrir. Asthénie profonde. Pouls, petit, dépressible, hypotendu.

Le malade, qui avait eu de la fièvre deux jours avant son entrée à l'hôpital, n'a plus qu'une température de 37 degrés à 37°8.

Rien de notable à l'examen des organes, sinon une rate nettement augmentée de volume.

On remarque un début de processus gangréneux. symé-trique, portant sur les orteils des deux pieds.

Les extrémités des orteils sont seules atteintes avec une prédominance manifeste pour le gros orteil des deux côtés. La pulpe des orteils et les téguments de la face inférieure sont noir violacé, donnant une sensation très nette de froid au toucher : latéralement. le processus remonte jusqu'à la deuxième phalange environ, sauf pour le gros orteil où il va jusqu'à la racine. Il n'y a pas de sillon : les téguments sphacélés sont douloureux au toucher ; la face dorsale et la plante des deux pieds est nettement chaude.

L'examen du sang décèle :

a) Un parasitisme intense par des schizontes de Falci-parum.

b) Numération globulaire :

Globules rouges : 4.600.000. . . $H^1 = 3$
— blancs : 7.300 . . . . . $H^2 = 1,5$
Hémoglobine : 95 pour 100.

c) Formule leucocytaire :

Polynucléaires neutrophiles . .	47 » p. 100	
— éosinophiles . .	1 »	—
Métamyélocytes	9 »	—
Grands mononucléaires clairs. .	7,5	—
Moyens mononucléaires clairs .	25 »	
dont 5 pour 100 d'azurophiles.		
Mononucléaires lymphocytes . .	2,5	—
— grands lymphocytes.	2,5	—
Formes myéloïdes basophiles. .	3 »	—
— — myélocytes .	2,5	—
dont à type de Mastzellen .	0,5	—

Les moyens mononucléaires et les lymphocytes sont, pour un assez grand nombre, à noyau jeune et à protoplasma assez fortement basophile. Présence de rares leucocytes mélanifères.

Etat stationnaire les jours suivants.

Le 9 octobre, le malade saigne assez abondamment des gencives et présente de l'hémoglobinurie. La nouvelle formule leucocytaire pratiquée ce même jour ne fait pas apparaître de modifications notables relativement au premier examen. A cette date, la gangrène des extrémités est toujours immobilisée dans son évolution, mais il apparaît une érosion sacrée de la grandeur d'une pièce de 5 francs.

Le lendemain, l'état s'aggrave considérablement. Le malade délire et gémit, les hémorragies se poursuivent, le pouls faiblit encore, la température s'abaisse à 36 degrés.

L'examen du sang montre une déglobulisation brusque et intense : le nombre des hématies tombe à environ deux millions.

Le malade meurt le surlendemain en algidité, sans toutefois que les phénomènes de gangrène des extrémités se soient aggravés.

A l'autopsie, pratiquée une heure après la mort, on trouve des viscères thoraciques sains, mais les organes abdominaux sont le siège de lésions importantes.

La rate est grosse, molle, diffluente, très congestionnée.

Le foie, de couleur chamois foncé, est un peu ferme à la coupe, sans lésions macroscopiques de cirrhose.

Le tube digestif, surtout l'intestin grêle, est couvert de placards ecchymotiques correspondant à un léger épaississement de la paroi, sans ulcérations visibles à l'œil nu.

Les ganglions mésentériques sont gros et très congestionnés.

Le pancréas et les reins semblent normaux.

Les capsules surrénales sont profondément altérées, couvertes de sugillations veineuses et présentent à la coupe des hémorragies punctiformes et une thrombose d'un vaisseau de la médullaire.

La moelle osseuse du fémur est congestionnée et en pleine reviviscence.

Il existe de grosses varices de la veine poplitée droite et surtout des lésions importantes de l'artère tibiale postérieure qui, sur presque tout son trajet, a sa lumière excentrique et rétrécie. Elle est indurée, athéromateuse. Cet athérome semble récent : en aucun point il n'a subi de fonte, ni de calcification.

EXAMEN HISTOLOGIQUE. — Sur tous les frottis de viscères, nous avons trouvé des hématozoaires sous forme de schizontes, de corps en rosace et de corps en croissant de *Plasmodium Falciparum*.

Dans la moelle, étant donné la prédominance des myélocytes orthobasophiles sur les myélocytes granuleux, il s'agit d'un état de réaction du type larvaire. La présence de lymphocytes proprement dits est le témoin d'un processus inflammatoire.

La rate est très congestionnée. et cette congestion envahit toute la pulpe : cordons et sinus. De plus, le tissu lymphoïde a subi un début d'atrophie.

Le foie ne présente que des lésions récentes, surtout de la congestion portale et sus-hépatique. Il n'y a de sclérose nulle part. A un fort grossissement, on constate de la dégénérescence granulo-graisseuse et granulo-pigmentaire prédominante dans la zone sus-hépatique.

Les reins présentent des lésions très discrètes, très parcellaires et très récentes de glomérulo-néphrite.

Les surrénales, comme il est de règle dans les accès pernicieux algides, est atteinte d'une surrénalite hémorragique avec thrombose des vaisseaux nourriciers et nécroses des cellules nobles.

L'artère tibiale postérieure est le siège sur plusieurs centimètres de longueur et sur un segment égal au tiers de sa circonférence d'un processus d'artérite net.

Les veines poplitée et tibiale postérieure sont atteintes d'un processus d'endophlébite assez récent, mais dont le foyer est déjà organisé.

Observation III

Viliko G..., 2e classe, 21e d'infanterie, Serbe.

Entré à l'hôpital de Verria dans le coma et sans fiche de diagnostic.

A l'entrée, on constate : état d'amaigrissement très prononcé. Teint terreux. Respiration normale. Température normale. Pouls à peine perceptible, incalculable. Pupilles légèrement dilatées.

A l'examen : Rate percutable. Gangrène des deux pieds avec coloration noire remontant symétriquement jusqu'aux malléoles.

Diagnostic : Accès pernicieux de paludisme et gangrène palustre.

On pratique une injection intraveineuse de 250 centimètres cubes de sérum avec deux ampoules de quinine-uréthane et deux ampoules d'adrénaline.

Le lendemain, le malade semble sortir de son coma et répond par des grognements aux questions qu'on lui pose. On renouvelle l'injection intraveineuse aux mêmes doses.

Le troisième jour l'état reste le même. L'état avancé de la gangrène des pieds dégage une odeur insupportable et on constate de la lymphangite symétrique des deux membres inférieurs.

Dans ces conditions, l'amputation des pieds est décidée. Elle est pratiquée sous anesthésie au bromure d'éthyle.

On se contente de séparer le mort du vif à la limite de la région mortifiée sans taille de lambeaux. Pas une goutte de sang ne s'écoule durant l'opération. Un fragment de l'artère tibiale antérieure est disséqué et excisé. L'artère est complètement oblitérée. Malheureusement, l'examen histologique et bactériologique n'a pu être pratiqué, pas plus que, faute de temps, l'autopsie, le malade étant mort le surlendemain.

Il est néanmoins rationnel de penser qu'il s'agit là d'un cas de gangrène palustre, par oblitération artérielle, cas qui se rattache à ceux décrits par MM. Paisseau et Lemaire.

Aux observations de ces deux auteurs, peut donc, si incomplète qu'elle soit, se rattacher cette dernière.

Toutes trois montrent l'existence, dans le paludisme, de lésions des petites artères viscérales où elles provoquent de la thrombose avec infarctus hémorragiques ou nécroses, et expliquent la pathogénie des gangrènes des membres dues à des lésions d'endartérite récente puis qu'il n'y a à leur niveau, ni fonte, ni sclérose, ni calcification.

MM. Paisseau et Lemaire, dans leur travail, ont montré qu'une infection associée n'était pas en cause et que le paludisme, à lui seul, pouvait créer ces lésions.

Traitement. — Puisqu'il s'agit de gangrène par oblitération artérielle, que les lésions ne comprennent pas seulement les segments gangrenés du membre, mais s'étendent dans un territoire vasculaire plus étendu, il est logique de conclure que le seul traitement à appliquer est l'amputation faite à la limite des tissus morts et des tissus vivants. Il ne pourrait être question d'une taille de lambeaux, puisque la vie de ces lambeaux serait compromise par le fait même de la maladie de l'endothélium des vaisseaux artériels et veineux. D'autre part, dans les cas généralement observés, l'état grave des malades ne permettant qu'une anesthésie de courte durée, on doit se contenter de supprimer une cause d'infection et une source de mauvaise odeur, insoutenable pour les voisins. En un mot, c'est la suppression pure et simple d'un segment de membre gangrené, quitte à revenir plus tard si le malade s'améliore et refaire un moignon classique.

Crises pseudo-appendiculaires
dans l'invasion palustre.

Encore qu'ici le chirurgien n'ait à intervenir que pour rectifier un diagnostic, il nous paraît intéressant, pour terminer ce chapitre, de signaler des cas où l'invasion palustre, simulant une crise d'appendicite, a conduit le malade dans un service de chirurgie.

M. le Dr Caillé, de l'hôpital temporaire 2, a observé plusieurs de ces méprises, et nous ne saurions mieux

faire que de rapporter la communication qu'il en fit
à la Société des Sciences Médicales de l'armée
d'Orient.

« ... Dans cinq cas des plus nets et dans six autres
moins patents, il nous a été donné de voir des malades
qui entraient dans les manifestations cliniques de leur
paludisme par des crises simulant parfois de très près
l'appendicite.

« Je résume l'observation du soldat P..., sur laquelle
les quatre autres sont, d'ailleurs, calquées.

« Début brusque, en pleine santé, par des douleurs
vives, abdominales, surtout précisées à droite. Constipation marquée. Vomissements répétés pendant deux
à trois jours. Exacerbations douloureuses se reprodui-
sant sous forme de crises. Fièvre absente ou très
légère coïncidant avec l'apparition de la crise douloureuse.

« Amené dans un service de chirurgie avec le diagnostic d'appendicite aiguë. Le malade présentait, à
l'examen, quelques signes particuliers qui suspen-
daient le diagnostic. Si le ventre était entièrement
contracté, il n'y avait cependant pas de prédominance
à droite. Si la douleur prédominait à droite et pouvait
en imposer pour une douleur au point de Mac-Burney,
à un examen plus minutieux, on pouvait constater
qu'elle était haut située, paramédiane, ou même
médiane et qu'elle correspondait plutôt, comme siège
et comme caractère, à une douleur du plexus cœliaque.
D'ailleurs l'évolution se chargeait d'imposer le diagnostic. Dans le jour ou les deux jours qui suivirent,
les cinq malades observés déclanchaient un violent

accès fébrile à la suite duquel, en vingt-quatre heures, douleur, contracture, constipation, disparaissaient avec la fièvre, les frissons et la sueur. Le contrôle du laboratoire, dans les cinq cas, révélait d'ailleurs la présence du parasite sanguin et les malades, par la suite, sauf cette particularité du début, évoluaient, en tout et pour tout, comme des paludiques habituels... »

Le jour de cette séance, M. le D' Dreyfus, depuis sept ans à Salonique, confirma cette communication, disant qu'il avait vu et même signalé des cas analogues.

CONCLUSIONS

I. — Chez le paludéen, le traumatisme, que ce soit
une blessure de guerre ou un acte opératoire, dans
nombre de cas déclanche l'accès palustre dont l'intensité est sans rapport avec la gravité du traumatisme.

II. — L'anesthésie est capable, à elle seule, de
produire l'apparition de la crise. L'anesthésie chloroformique est spécialement dangereuse chez le paludéen
par l'élément toxique qu'elle surajoute à un foie déjà
touché.

III. — La notion d'un paludisme latent, d'une
sorte d'immunité incomplète et très fragile, éclaire la
pathogénie de ces accès compliquant brutalement
l'évolution des plaies de guerre et opératoires chez
des sujets dans les antécédents desquels on ne trou-
vait rien permettant de soupçonner un paludisme
antérieur.

IV. — Le paludisme créant une sorte d'état
« hémophile » vient souvent compliquer l'évolution
des plaies de guerre ou opératoires en provoquant des
hémorragies capillaires, très ennuyeuses, parfois très

graves. De plus, la cicatrisation des plaies chez les paludéens est souvent très lente et irrégulière dans sa marche.

V. — L'apparition de crises de paludisme à courbes thermométriques parfois atypiques, chez des paludéens insoupçonnés, a fait souvent croire à des phénomènes infectieux au niveau de la plaie et conduit le chirurgien à des débridements inutiles.

VI. — Le paludisme créant des lésions d'endartérite produit des nécroses viscérales et des gangrènes des membres. Le traitement de ces gangrènes c'est l'amputation du segment de membre mortifié, quitte à refaire plus tard, si le malade s'améliore, un moignon classique.

VII. — Le paludisme à sa période d'invasion prend parfois l'allure d'un syndrome pseudo-appendiculaire qui peut, un moment, faire errer le diagnostic.

TRAVAUX CONSULTÉS

Blin. — *Annales d'Hygiène et de Médecine coloniale*, 1902, p. 682.

Boinet. — *Académie de Médecine*, 29 octobre 1901.

Garin. — Ouvrage encore inédit.

Gilbert et Thoinot. — *Nouveau Traité de Médecine et de Thérapeutique*. Paris, Baillière, 1913, fascicule V.

Gley. — *Académie de Médecine*, 13 juin 1916.

Grall et Marchoux. — In *Traité de Pathologie exotique*, Paris, Baillière, 1910.

Kelsch et Kiener. — *Traité des Maladies des Pays chauds*, Baillière, 1889.

Lancereaux. — Angine de poitrine et paludisme (*Académie de Médecine*, 1894).

Laveran. — *Traité du Paludisme*, Paris, Masson, 1898.

— *Académie de Médecine*, 18 juillet 1899.

Paisseau et Lemaire. — *Travail du Laboratoire de Bactériologie de l'armée d'Orient*.

Papatestas. — *Deuxième Congrès panhellénique de Médecine*, Athènes, 1903.

Raynaud. — Thèse de Paris, 1862.

— *Archives générales de Médecine*, 1874.

Triantaphyllidès — *La Grèce Médicale*, 1905.

Vivie. — *Annales d'Hygiène et de Médecine coloniale*, 1903, p. 503.

TABLE DES MATIÈRES

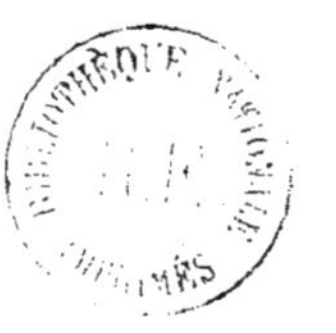

Avant-Propos 11
Préambule 13
Chapitre premier. — Influence des blessures de guerre . . 15
Chapitre II. — Evolution des plaies de guerre 26
Chapitre III. — Manifestations du paludisme 37
Conclusions 51
Travaux consultés 53

Lyon. — Imprimerie A. Rey, 4, rue Gentil. — 72906

9 782016 1959